AF285890

Joachim Peters

Diagnose Fibromyalgie!
Und was kommt jetzt?

Das sollten Sie wissen!

Zweite überarbeitete Auflage

Herstellung und Verlag: Books on Demand
GmbH, Norderstedt

ISBN-13: 978-3-8370-9238-7

Haftungsausschluss

Die Inhalte dieses Buches sind sorgfältig recherchiert und erarbeitet worden.

Dennoch kann weder Autor noch der Verlag für die Angaben in diesem Buch eine Haftung übernehmen. Weiterhin erklären Autor und Verlag ausdrücklich, dass sie trotz sorgfältiger Auswahl keinerlei Einfluss auf die Gestaltung und die Inhalte der im Buch aufgeführten Internetseiten haben. Deshalb distanzieren sich Autor und Verlag hiermit ausdrücklich von allen Inhalten aller Seiten und machen sich diese Inhalte nicht zu Eigen. Diese Erklärung gilt für alle in diesem Buch aufgeführten Links.

Impressum

Es ist nicht gestattet, Abbildungen und Texte dieses Buches zu digitalisieren, auf digitale Medien zu speichern oder einzeln oder zusammen mit anderen Bildvorlagen / Texten zu manipulieren, es sei denn mit schriftlicher Genehmigung des Verlages.

Books on Demand GmbH
Gutenbergring 53
D - 22848 Norderstedt

© 2009 Joachim Peters Autor

ISBN-13: 978-3-8370-9238-7

Inhalt

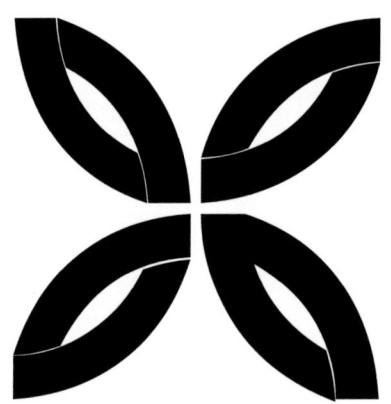

1. Vorwort:

Jeder Fibromyalgiekrankter ist froh über eine Diagnose, nach einer Odyssee von Arzt zu Arzt, die meistens mehrere Jahre dauert.
Aber die Diagnose Fibromyalgie versetzt erst einmal einem einen gewaltigen Schock.
Nach dem der Schock gegangen ist, kommen die Fragen:
- was ist Fibromyalgie ?
- wo kommt Fibromyalgie her ?
- warum ich ?
- ist Fibromyalgie heilbar ?
- ist Fibromyalgie vererblich ?
- was kann ich tun damit es mir besser geht ?
- wie reagiert mein Umfeld darauf, daß ich Fibromyalgie krank bin ?
- wie geht es mit der Fibromyalgie Erkrankung weiter ?
- was wird aus meiner Berufs- / Arbeitsfähigkeit ?
- wie reagieren meine Vorgesetzten und Kollegen ?
- was passiert mit meiner Existenz ?
- wie ernähre ich meine Familie in Zukunft ?

Auf einige Fragen findet man im Internet Antworten z.B. unter www.fibromyalgie-fms.de, andere Antworten findet man durch ausprobieren, da jeder Fibromyalgie Erkrankte anders empfindet.
Manche suchen auch Antworten in Büchern und / oder Selbsthilfegruppen, meistens vergebens. Ausnahmen bestätigen die Regel!
Auch ich suchte nach Antworten, doch die Fragen:
- was wird aus meiner Berufs- / Arbeitsfähigkeit?
- wie reagieren meine Vorgesetzten und Kollegen?
- was passiert mit meiner Existenz?
- wie ernähre ich meine Familie in Zukunft?
konnte mir kein Internet, kein Buch, kein Arzt und auch keine Selbsthilfegruppe beantworten. Ich mußte durch das kalte Wasser schwimmen und eigene Erfahrungen sammeln. Diese Erfahrungen möchte ich mit diesem Buch weiter geben, vielleicht kann ich dem einen oder anderen Fibromyalgie Erkrankten, die eine oder andere Antwort geben.
Und noch ein wichtiger Satz, nur wer Fibromyalgie kennt, kann Erkrankte und ihre Ängste sowie ihr Handeln / Verhalten, verstehen!

2.   Was ist Fibromyalgie?

Fibromyalgie (Fibro = Faser - my = Muskel - algie = Schmerz) ist eine chronische, nicht-entzündliche Erkrankung, die sich durch weit verbreitete Schmerzen in der Muskulatur und den Sehnenansätzen und erhöhte Empfindlichkeit an den "Tender-Points" (Schmerzdruckpunkte) charakterisiert und nicht psychisch bedingt ist. Der Begriff "Tender-Points" bezieht sich auf erhöhte Schmerzempfindlichkeit in präzise lokalisierten Arealen die sich im Nacken, Rücken, Schultern und Hüften finden. Menschen, die an dieser Erkrankung leiden, berichten auch oft über Schlafstörungen, Müdigkeit, Morgensteifigkeit, Angst und anderem - bis zu 144 ! - Symptomen.

3. Und was heißt das für den Fibromyalgieerkrankten?

Das heißt, das es sich zum einen um eine Stoffwechselstörung der Muskulatur handelt und somit um eine Muskelerkrankung, zum anderen um eine Erkrankung des Bewegungs- und Stützapparates mit Ermüdungserscheinungen und Schmerzen in Sehnen, Bändern und Muskeln.
Eine Muskelbiopsie (Entnahme einer Muskelfaser, dadurch entsteht ein künstlicher Muskelfaserriß) kann Aufschluß über die Muskelkrankheit geben, aber tut es meistens nicht.
Da der menschliche Körper aus über 650 Muskeln besteht, resultiert hieraus
nicht nur eine körperliche Behinderung sondern auch eine Behinderung des Körpers z. B. des Darms, des Herzens usw., weil auch diese Muskeln in ihrer Funktion gestört werden.
Beim Darm bedeutet dies z. B. Verdauungsstörungen, Trägheit, usw.
Beim Herz bedeutet dies z. B. Herzrhythmusstörungen usw.

Durch die Stoffwechselstörung der Muskeln,
kommt es zu Muskelzucken,
Muskelschmerzen, Übersäuerung der
Muskulatur, zu Muskelkrämpfen,
häufig auch nur faserweise und vielen anderen
Beschwerden.
Da sich an den Muskeln die Sehnen befinden,
werden auch diese in Mitleidenschaft gezogen,
wodurch auch Sehnenschmerzen und
Körperbehinderungen in Form von
Bewegungseinschränkungen auftreten.
Besonders beim Greifen, Strümpfe anziehen,
Kleidung zu knöpfen, Flaschen aufdrehen,
Konserven öffnen, Schuhe schnüren, Besteck
halten, gehen, laufen, wandern, waschen,
anziehen und vieles mehr, was im Alltag
so anfällt ist durch die Fibromyalgie sehr
schwer, manchmal unmöglich und
fast immer schmerzhaft.
Viele Gelenke des menschlichen Körpers
werden durch Bänder stabilisiert oder
ergänzt, durch die Fehlfunktion der Muskeln,
werden diese Bänder sehr oft falsch und/oder
über belastet, was auch zu Schmerzen und
Bewegungseinschränkungen, sowie
Entzündungen in den Gelenken führt.
Durch diese Bewegungseinschränkungen
kommt es wiederum zu Haltungsfehlern, was
zusätzlich Verspannungen und Schmerzen

verursacht und dadurch die Behinderung in der Körperbewegung verstärkt.

Des weiteren kommt es zu Einschlaf- und Durchschlafstörungen, was sich ebenfalls negativ auf den Stoffwechsel des Muskels auswirkt.

Die Störungen des Körpers beeinflussen sich gegenseitig negativ, verstärken sich somit und verursachen weitere Erkrankungen, wie z. B. Konzentrationsstörungen, Depressionen, Kopfschmerzen, Verhaltensstörungen, Müdigkeit, Augenbrennen, auch weitere Stoffwechselstörungen, wie z. B. Diabetes und vieles mehr.

Nun steckt der Fibromyalgieerkrankte im Teufelskreis der Fibromyalgieerkrankung.

Muskelerkrankungen gehören zum Stiefkind der Medizin, die Pharmaindustrie hat diese Krankheiten noch nicht als Einnahmequelle erschlossen.

Ebenfalls gibt es keinen Facharzt für Muskeln, bestenfalls ein Arzt für Sportmedizien.

Wie wir wissen, wird eine Stoffwechselerkrankung, auch durch die Ernährung beeinflußt und somit beeinflußt die Ernährung auch die Fibromyalgie.

Welche Ernährung jetzt die richtige ist, muß allerdings jeder Erkrankte selbst

12

für sich herausfinden, da jede Fibromyalgieerkrankung individuell ist.

Durch diese Krankheit, ist der Fibromyalgieerkrankte auf Hilfe einer anderen Person ständig angewiesen, auch sportliche Betätigungen sind nicht weiter möglich, bestenfalls ein bißchen Wassergymnastik in warmen Wasser.

Unter anderem ist eine normale Teilhabe am sozialen Leben hierdurch nicht weiter möglich und der Fibromyalgieerkrankte vereinsamt, wenn er nicht mit der verbleibenden Kraft dagegen ankämpft.

All diese Tatsachen, ziehen die Psyche des Fibromyalgieerkrankten in mit Leidenschaft, was ganz normal ist.

Aber genau hier setzen die Mediziner, Gutachter und jeder der glaubt, etwas von Fibromyalgie zu verstehen, an.

Es wird versucht dem Fibromyalgieerkrankten klar zu machen, daß die Fibromyalgie-erkrankung durch die psychische Erkrankung hervorgerufen wurde und somit heilbar wäre.

Was diese sogenannten Fachleute allerdings nicht begreifen können ist, daß der Fibromyalgieerkrankte die Entwicklung seiner Erkrankung am eigenen Körper erfahren hat und dadurch ganz genau weis, daß zuerst die

Fibromyalgieerkrankung da gewesen und daraus die psychische Erkrankung entstanden ist.

Leider wird der Stoffwechselstörung der Muskulatur keine weitere Beachtung geschenkt und somit ist zwangsläufig die Fibromyalgie nicht heilbar, darüber hinaus werden die Syntome nach einiger Zeit chronisch.

Der Fibromyalgieerkrankte muß sich nicht nur täglich mit seiner Erkrankung arrangieren sondern auch um die Anerkennung seiner Krankheit kämpfen.

Dieser Mißstand wirkt sich verschlimmernd auf die Fibromyalgieerkrankung aus und somit verschlimmern die Ärzte den Zustand der Patienten an Stelle ihnen zu helfen und Leiden zu lindern.

Aber vor allen wird vergessen, daß wegen der Fibromyalgieerkrankung Medikamente eingenommen werden, die Einfluß auf Reaktion, Gleichgewicht und Persönlichkeit haben wodurch Autofahren, bedienen von Maschinen und manch anderes nicht möglich ist.

4. Behinderung durch Fibromyalgie

Die Fibromyalgie ist keine Krankheit oder Behinderung die man sofort sieht, aber wer genau hin sieht entdeckt Schwellungen, Rötungen, Pikmentstörungen (Farbveränderungen der Haut, die variieren) ,tränende Augen oder Muskelzuckungen. Die Fibromyalgie behindert durch Störungen der Körperfunktionen und Schmerzen.

Einige Symptome der Fibromyalgie, die behindern und das Leben schwer machen:

- Schmerzhafte Bewegungseinschränkungen (besonders Hand- und Fußgelenke)
- Muskelkrämpfe beim Dehnen der Muskulatur
- Verhärtung der Muskulatur am ganzen Körper
- Muskuläre Dauerschmerzen (Druckempfindlichkeit)
- Steifheit und Erstarrung eines Muskels nach aktiver Willkürbewegung

- Die Muskeltraktion hält längere Zeit nach der Aktivierung an
- Gesteigerte Ermüdbarkeit der Muskulatur
- Muskelzucken (sporadisch am ganzen Körper)
- Muskelschwäche
- Rheumatische Schübe
- Ständiges Erschöpfung's Gefühl
- Wetterfühligkeit
- Schnelle Erschöpfung
- Kopfschmerzen und Migräne
- Konzentrationsschwäche – Merkschwäche - Vergeßlichkeit
- Magen – Darm – Beschwerden
- Reizblase (vermehrtes Wasser lassen)
- Kreislaufstörungen
- Herzrhythmusstörungen / Herzrasen
- Kälteempfindlichkeit (Durchblutungsstörungen)
- Ständige Müdigkeit (Schlafstörungen)
- Vermehrte Schweißbildung der Haut
- Taktile Hypersensibilität (mehr fühlen als Normal)
- Hoher Blutdruck
- Muskelkrämpfe am ganzen Körper
- Zittern der Hände
- Stimmungsschwankungen
- Infektanfälligkeit

- Atembeschwerden (unregelmäßige Atmung / Nasenschleimhaut Schmerzen)
- Stresslabil
- Fibromyalgie (mit Beeinträchtigung der Gelenke und des ganzen Körpers)
- Depressionen
- Schlaf – Apnoe - Syndrom
- Nicht langes stehen, sitzen oder gehen
- Diabetes
- Springdaumen
- Verminderte Belastung der Kniegelenke
- Allergien
- Kontaktallergien
- Morgensteifigkeit
- Verdauungsprobleme
- Schwellungen (Finger / Hände / Arme / Füße / Knie / Beine / Gesicht)
- Schwindel
- Wechselnde Sehkraft
- Plötzliches Muskelversagen
- Augenbrennen / Augentränen
- Bänderschwäche in den Gelenken
- Soziale Phobie
- HWS – LWS – Syndrom (Wirbelsäulenleiden)
- Hohe Cholesterinwerte
- Müdigkeit
- Antriebsschwäche

- Schmerzen des ganzen Bewegungsapparates
- Beschwerden der Organe / Organsysteme
- Schlafstörungen
- Geschwollene Lymphdrüsen
- Störung der Körperabwehr
- Schmerzende Sehnen
- Beschwerden Schulter – Nacken – Bereich
- Geschwollene Augenlider
- Vorübergehende Gesichtsausfälle
- Flimmern vor den Augen
- Ohrgeräusche
- Hörsturz
- Vermindertes oder verzerrtes Hören
- Erhöhte Geräuschempfindlichkeit
- Heiserkeit
- Kloßgefühl oder Kratzen im Hals
- Druck- und Engegefühl über dem Herzen oder Brustkorb
- Schmerzen, die von der Herzgegend in den linken Arm ausstrahlen
- Kribbeln oder Gefühl von Taubsein der Hände
- Häufiges Fallenlassen von Gegenständen
- Andauernder Stuhl – Harndrang
- Reizdarm
- Erschwertes Wasserlassen
- Blähungen

- Durchfall
- Verstopfung
- Unruhe und Kribbeln in den Beinen
- Sprunggelenksschmerzen (besonders beim Treppab- und Treppaufgehen und nach langem Sitzen)
- Knieschmerzen (besonders beim Treppab- und Treppaufgehen und nach langem Sitzen)
- Schmerzen in der Wirbelsäule wie bei Bandscheibenvorfällen
- Konzentrationsschwäche
- Vergesslichkeit
- Antriebslosigkeit
- Angstgefühl
- Neurose
- Erhöhtes Kältegefühl in Händen und Füßen
- Leicht erhöhte Temperatur
- Schmerzempfindlichkeit schon bei leichter Berührung der Haut
- Starke Verspannung der Schulter - Nacken – Halsmuskulatur
- Einbussen der Schultergelenksbeweglichkeit
- Leistenbrüche (links/rechts)
- Häufiges Umklinken
- Handgelenksblockaden (links/rechts)

- Zeitweilige Gehbehinderung, durch Sehnenschmerzen und/oder Muskelverspannungen (Krämpfe)
- Kreislaufschwierigkeiten
- Kalte Extremitäten
- Trockener Mund
- Engegefühl beim Schlucken
- Schlechter Schlaf mit Schwierigkeiten beim Einschlafen
- Oftmaliges Aufwachen in der Nacht (so dass man am Morgen völlig erschöpft aufwacht)

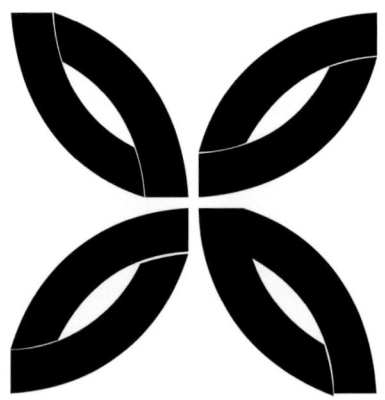

5. Auswirkungen im Beruf und Alltag

Wer von Schmerzen und körperlichen Funktionsstörungen geplagt ist, kann weder beruflich noch im privaten Alltag sich vernünftig bewegen oder volle Leistung bringen.
Durch ständige Mißempfindungen und Behinderungen kommt schlechte Laune auf und es entstehen Depressionen. Solche Menschen werden als schwierig empfunden und gemieden, als Fibromyalgiekranker steht man im sozialen Abseits.
Wegen den Mißempfindungen und Behinderungen sind viele Aktivitäten nicht mehr möglich, z. B. Fahrradfahren, Fußballspielen, Wandern, Schwimmen, mit seinen Kindern spielen, Sport betreiben, ins Kino gehen, Festlichkeiten besuchen, etc.
Die Lebensqualität ist stark herabgesetzt und führt manchmal zum Suizid.

6. Verhalten von Vorgesetzten und Kollegen

Ab einer gewissen Bildung zeigt jeder Mensch Anteilnahme an Erkrankungen seines Mitmenschen bzw. Mitarbeiters/Kollegen. Jedoch handelt es sich hierbei meistens um Vorgaukelei und Neugierde, es werden sich Schilderungen und Erklärungen angehört aber nicht geglaubt, da man ja nichts sieht.
Als Fibromyalgiekranker darf man keine Rücksicht erwarten, der Leistungsdruck wird immer größer, deshalb hat jeder zu funktionieren.
Spätestens, wenn die Kollegen der Meinung sind, daß sie stärker belastet werden, weil ein Fibromyalgiekranker ihr direkter Kollege ist, fängt das Mobbing an.
Die meisten Vorgesetzten wollen ihre Ruhe haben und fragen nicht nach dem wieso und warum.
Der Fibromyalgiekranke wird als unbrauchbarer Störfaktor gesehen und mit allen Mitteln, auch Bossing, bekämpft.

7. Folgen für die Qualität der Arbeit

Durch Mobbing, Bossing, Mißempfindungen und Behinderungen, muß der Fibromyalgiekranke wesentlich mehr Leistung bringen als andere, um beruflich mithalten zu können. Jedoch führt ständige Überforderung / Überlastung, zu vermehrten Fehlern und Arbeitsausfällen des Fibromyalgiekranken. Die Qualität der Arbeit, des Fibromyalgiekranken, sinkt rapide.
An dieser Stelle schließt sich der Teufelskreis und spitzt sich langsam zu.

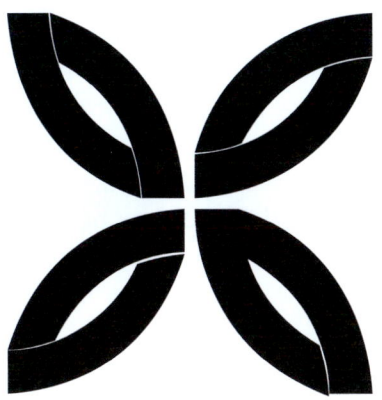

8. Auswirkungen auf die Krankheit Fibromyalgie

Durch ein negatives privates Umfeld, aber vor allem dem negativen beruflichen Umfeld, werden die Symptome der Fibromyalgie verstärkt.
Selbst Lebensmittel nehmen Einfluß auf die Fibromyalgie.
Eine leichte Kompensation ist manchmal mit Anwendungen und Behandlungen zu erreichen.
Hier noch von Lebensqualität zu sprechen, grenzt an Boshaftigkeit.
Die vorhandenen Umstände wirken so massiv auf den Fibromyalgiekranken ein, daß sein Umfeld (Familie, Bekannte, Verwandte, Freunde und andere Mitmenschen) die Reflexionen zu spüren bekommen.
Die Persönlichkeit des Fibromyalgiekranken wird stark verändert und der Fibromyalgie-kranke benötigt ärztliche Hilfe.
Manchmal ist auch Suizid nicht aus zu schließen.

9.   Fibromyalgie kommt selten allein

Als wäre die Fibromyalgie nicht Strafe genug,
nein es kommen in der Regel auch noch
andere Krankheiten hinzu.
Wer Fibromyalgie hat, hat auch meistens mit
Wirbelsäulenproblemen zu kämpfen, Diabetes,
Arthrose oder anderen Krankheiten.
Da Fibromyalgie bei jedem Erkrankten
individuell ist, sind auch die Begleit-
erkrankungen unterschiedlich.

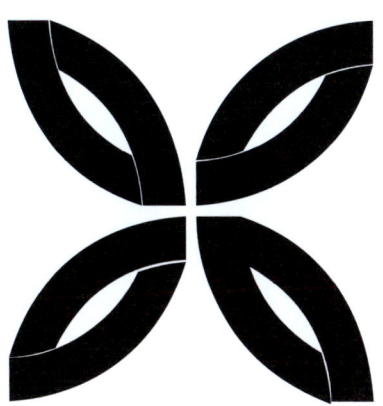

10. Die Entscheidung : Beruf oder Leben

Da sich ein negatives privates Umfeld, aber vor allem ein negatives berufliches Umfeld negativ auf die Fibromyalgie auswirkt, ist es an der Zeit, sich zu überlegen, ob der Beruf die Quälerei noch wert ist. Im Normalfall nicht.
Durch die Verschlechterung der Gesundheit, (Verstärkung der Fibromyalgie) kann von einer Verkürzung der Lebenserwartung ausgegangen werden.
Um die Lebensqualität und die Lebenserwartung zu erhöhen, ist es unumgänglich sein Leben neu zu ordnen.
Dazu gehört meistens auch die Aufgabe der Berufstätigkeit.
Die Fibromyalgie zwingt jeden Erkrankten sowieso früher oder später dazu, unabhängig davon ob man jeweils wieder eine Arbeitsstelle findet, man sich Arbeitslosigkeit leisten kann oder seine Existenz verliert.
Ausnahmen bestätigen die Regel!

11. Schadensbegrenzung (Kündigung + Abfindung)

Fibromyalgie ist nicht heilbar, die Mißempfindungen (Schmerzen) und Behinderungen schwanken.
Leider wird die Fibromyalgiekrankheit von Jahr zu Jahr ausgeprägter und die Gesundheitsreform (Frau Ulla Schmid) tut sein übriges, mit Einschränkungen bis hin zum Wegfall von Anwendungen und Behandlungen, dazu.
Mit diesen Voraussetzungen ist es nur eine Frage der Zeit, bis zur Aufgabe der Berufstätigkeit.
Mit Blick auf die Zukunft ist es daher sehr wichtig Vorkehrungen zu treffen.
Zum Beispiel:
- wenn noch möglich eine Berufsunfähigkeitsversicherung abschließen.
- mindestens einen guten Arzt suchen, der mit Rat und Tat helfend zur Seite steht.
- so viele Prozente wie möglich beim Versorgungsamt ergattern (GdB min. 50%).

- eine gute Rechtsschutzversicherung ohne Selbstbeteiligung abschließen.
- alle Versäumnisse und Rechtsverstöße des Arbeitgebers sammeln und für Beweise sorgen am besten schriftlich (Mail's mit Lesebestätigung) oder Gesprächsprotokoll, Kollegen als Zeugen (Vorsicht diese leiden jedoch häufig an Amnesie).
- Rechte und Pflichten eines Behinderten an lesen (Informationen im Internet).
- Leistungen zur medizinischen Rehabilitation beantragen, im Fall der Ablehnung eine Umschulung bei der Bundesanstalt für Arbeit beantragen.
- auf richtige Rehabilitationseinrichtung achten, Notfalls mit Rechtsbeistand erkämpfen.
- während den Leistungen zur medizinischen Rehabilitation auf eine gute Behandlung und seinen Rechten bestehen.
- immer wieder für seine Rechte eintreten und kämpfen.
- häufig krankfeiern.
- Rente beantragen.
- Kündigung wegen Krankheit erwirken.
- hohe Abfindung mit Rechtsbeistand erstreiten.

-   Gute Ärzte / Dr. und Psychologen suchen
All diese Dinge dienen dazu sich auf einen
Rechtsstreit (Klage) vorm Arbeitsgericht oder
Sozialgericht vorzubereiten, natürlich über
einige Jahre hinweg.
Ebenso wird auf die Rente hingearbeitet, den
es wird immer schwerer diese zu bekommen.

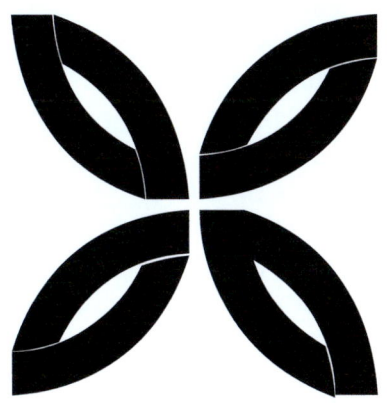

12. Arbeitslosigkeit

Es ist die Ironie des Schicksals, obwohl man arbeitslos ist, kann man sich als Fibromyalgiekranker freuen, wenn man wegen Krankheit gekündigt wurde.
Endlich dem Teufelskreis entflohen, beginnt der nächste Kampf.
Die Zeremonie der Bundesanstalt für Arbeit muß vollzogen und ausgehalten werden, entweder bis zur Rente oder bis Hartz4.
Dazu gehört auch eine Begutachtung durch den Amtsarzt der Bundesargentur für Arbeit.
Beim Bezug von Hartz4 kommt noch mal eine Begutachtung durch den Amtsarzt des Gesundheitsamtes hinzu.
Die Gutachten muß man selber beim Arbeitsamt bzw. ARGE beantragen!
Um etwaige Nachteile vorzubeugen, sollte man dem Gutachter (Arzt der die Begutachtung durchgeführt hat) schriftlich mitteilen, daß sein Gutachten nicht anerkannt wird, Begründung nicht vergessen.
Auch als Arbeitsloser oder als Rentner spürt man die Fibromyalgie aber mit und mit kommt die Energie für Tätigkeiten, die man mit

Fibromyalgie verrichten kann, stundenweise wieder.

Es darf aber nicht zu viel erwartet werden, es sind zumindest keine Tätigkeiten womit man Geld verdienen könnte!

Auf jeden Fall sollte versucht werden, die arbeitslose Zeit zu genießen.

<u>Achtung:</u> Selbstverständlich ist es das oberste Ziel der Bundesagentur für Arbeit, den Arbeitslosen / die Arbeitslose, wieder in Arbeit zu vermitteln. Um das am Besten tun zu können, werden, der Arbeitslose / die Arbeitslose zum Arzt der Bundesagentur für Arbeit, geschickt. Nicht um ein aussagefähiges Gutachten zu erstellen, sondern, um eine (wenn auch nicht vorhandene) Arbeitsfähigkeit bzw. Leistungsfähigkeit festzustellen. Der Proband muß bereits bei der, sogenannten Begutachtung, dem Arzt mitteilen, daß er das Gutachten ausgehändigt bekommen möchte. Um das Gutachten nun wirklich zu bekommen, ist es nötig, ständig beim Medizinischen Dienst der Bundesagentur für Arbeit, nach dem Gutachten zu fragen.

Wenn man nun dieses Gutachten bekommen hat (bei dem Gutachten handelt es sich in der Regel um zwei DIN A4 Blätter) ist es wichtig dem begutachtenden Arzt einen Brief zu schreiben, warum sein Gutachten nicht anerkannt werden kann, natürlich mit Begründung.

Dies ist wichtig, damit es aktenkundig ist, daß das Gutachten nicht anerkannt wird und sich die Bundesagentur für Arbeit, in ihren Absichten, sich nicht darauf beziehen / berufen kann.

Das der Arzt sein Gutachten abändert ist eher unwahrscheinlich, wahrscheinlicher ist, daß der Arzt den Brief zur Widerspruchsstelle der Bundesagentur für Arbeit weiter leitet.

In der Regel teilt der Arzt dem Probanden dieses schriftlich in Form eines Briefes mit.

Also nicht wundern wenn dann der Brief von der Widerspruchsstelle der Bundesagentur für Arbeit kommt, in dem diese mitteilt, " Der Widerspruch wird als unzulässig verworfen, die im Widerspruchsverfahren ggf. entstandenen notwendigen Aufwendungen werden nicht erstattet".

Begründung: Der Widerspruch ist unzulässig.
Nach § 62 Sozialgesetzbuch Zehntes Buch (SGB X) in Verbindung mit § 78 Sozialgesetz (SGG) ist der Widerspruch nur gegen Verwaltungsakte im Sinne des § 31 SGB X zulässig.

Das Widerspruchsverfahren wird danach nur eröffnet, wenn ein Verwaltungsakt rechtswirksam ergangen ist.

Als Verwaltungsakt ist jede Verfügung, Entscheidung oder andere hoheitliche Maßnahme anzusehen, die eine Behörde zur Regelung eines Einzelfalls auf dem Gebiet des öffentlichen Rechts trifft und die auf unmittelbare Rechtswirkung nach außen gerichtet ist.

Bei der gutachterlichen Äußerung handelt es sich nicht um einen Verwaltungsakt da keine Entscheidung über einen Rechtsanspruch getroffen wurde.

Somit konnte im Rahmen des Widersruchsverfahrens keine Entscheidung in der Sache getroffen werden.

Der Widerspruch konnte daher keinen Erfolg haben. Die Kostenentscheidung beruht auf § 63 des Zehnten Buches Sozialgesetzbuch (SGB X). Dieses Schreiben kann so dann beruhigt abgeheftet werden.

Jetzt muß nur noch dem Sachbearbeiter (Fallmanager) der Bundesagentur für Arbeit, klar gemacht werden, daß man auf Grund seiner Erkrankung, arbeitsunfähig ist.

Zu diesem Zweck sollte man auch während der Arbeitslosigkeit permanent krankgeschrieben sein und die Arbeitsunfähigkeitsbescheinigungen lückenlos bei der Bundesagentur für Arbeit abgegeben haben.

13. Rente oder Hartz 4

Der Gesetzgeber hat den Weg in die Rente vorgegeben, ihn zu pflastern und zu begehen liegt bei uns. Es geht darum genügend Pflastersteine über einen bestimmten Zeitraum hinweg zu sammeln. Den ersten Stein gibt es, wenn man lange genug Beiträge in die Rentenkasse einzahlt, den Zweiten wenn man krank genug ist, den dritten wenn man in Reha gewesen ist, den Vierten wenn Gutachter einen für krank erklären usw. usw.

Damit das Sammeln nicht zu einfach wird, versucht der Rententräger, den Rentenantragsteller Pflastersteine zu klauen und ihn auf einen falschen Weg zu führen.

Beliebte Mittel sind Doppeluntersuchungen und Doppelbegutachtungen zwecks Erstellung eines, dem Rententräger wohlwollenden, Gutachten.

Natürlich auch Erhöhung des Rentenalters.

Achtung !! Man muß sich aber nicht alles gefallen lassen, nachzulesen im Sozialgesetzbuch 1.

Aber unbedingt vorher mit seinem Rechtsanwalt besprechen.

34

Natürlich versucht sich der Staat auch hier aus seiner Verantwortung zu ziehen, so das natürlich vorm Sozialgericht geklagt werden muß.

Zu übersehen, daß der Fibromyalgiekranke entweder von der Rente oder von Hart 4, leben wird und das beides von der Gesellschaft finanziert wird, scheint zu den Pflichten eines Richters am Sozialgericht zu gehören.

Ob Rente oder Hartz 4 wirkt sich nur auf das Überleben des Fibromyalgiekranken und seiner Familie aus.

Achtung: Selbstverständlich ist es das oberste Ziel der ARGE, den Arbeitslosen / die Arbeitslose, wieder in Arbeit zu vermitteln. Um das am besten tun zu können, werden, der Arbeitslose / die Arbeitslose zum Amtsarzt des jeweiligen Kreises, geschickt. Nicht um ein aussagefähiges Gutachten zu erstellen, sondern, um eine (wenn auch nicht vorhandene)
Arbeitsfähigkeit bzw. Leistungsfähigkeit festzustellen. Der Proband muß bereits bei der, sogenannten Begutachtung, dem Arzt mitteilen, daß er das Gutachten ausgehändigt bekommen möchte. Um das Gutachten nun wirklich zu bekommen, ist es nötig, ständig beim Sachbearbeiter der Arge, nach dem Gutachten zu fragen.

Wenn man nun dieses Gutachten bekommen hat (bei dem Gutachten handelt es sich in der Regel um zwei DIN A4 Blätter) ist es wichtig dem begutachtenden Amtsarzt einen Brief zu schreiben, warum sein Gutachten nicht anerkannt werden kann, natürlich mit Begründung.

Dies ist wichtig, damit es Aktenkundig ist, daß das Gutachten nicht anerkannt wird und sich die ARGE, in ihren Absichten, sich nicht darauf beziehen / berufen kann.

Es kann durch aus sein, daß sich der Amtsarzt angegriffen fühlt und sich daher streiten möchte, dann ist auch dieser Kampf überlegt auszutragen.

Vorsicht: Bei der Abgabe des Hatz4 Antrages, druckt der Sachbearbeiter gerne einen selbst geschriebenen Text aus und möchte diesen unterschrieben haben.

Unbedingt darauf achten, daß erwähnt wird, daß man erwerbsunfähig ist.

Des weiteren ist ein Antrag auf Mehrbedarf zu stellen, wegen z. B. Ernährung, Ärztliche Atteste nicht vergessen.

36

Selbstverständlich wird der Antrag auf Mehrbedarf abgelehnt, aber wie immer, muß auch hier Widerspruch eingelegt werden.

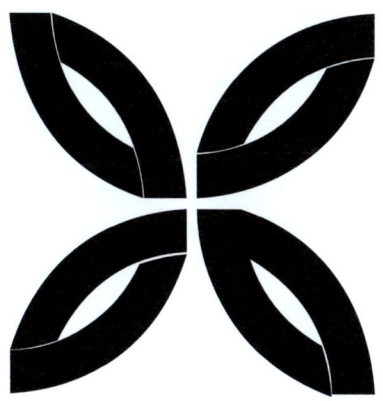

14. Der Kampf um die Rente oder auch Rentenverfahren genannt

Wer glaubt mit Fibromyalgie bis zum Rentenalter berufstätig zu sein, der ist ein Opfer seiner Naivität. Für jeden Fibromyalgiekranken kommt der Tag, der Erwerbsunfähigkeit, für den einen früher, für den anderen später.
Im Sozialgesetz steht Reha geht vor Rente, ergo muß erst einmal eine Reha über einen Arzt beantragt werden. Diese kostet dem Rententräger Geld, also wird die Rehamaßnahme abgelehnt. Dagegen muß natürlich Widerspruch erhoben werden und schon ist man mitten im Kampf. Es kann hilfreich sein, eine Umschulung bei der Agentur für Arbeit zu beantragen, um eine Rehamaßnahme bewilligt zu bekommen. Das ist aber von der eigenen Qualifikation (Berufsausbildung) abhängig. Auf jeden Fall wird die Kommunikation, mit dem Rententräger, durch einen eigenen Rechtsanwalt erheblich erleichtert.
Sollte tatsächlich eine Reha bewilligt werden

(das kommt schon mal vor) ist es garantiert eine Klinik für Psychologie. Warum? Na ganz einfach: Die Bezeichnung Fibromyalgie bezeichnet eine körperliche Erkrankung, das ist kontraproduktiv, dagegen die Diagnose z.B. somatoforme Schmerzstörungen, ist anerkannt, darf behandelt werden und gehört nun mal zur Psychologie.

Selbst wenn eine Rehamaßnahme auf Grund der Diagnose Fibromyalgie bewilligt wird, wird es immer heißen der Proband (hier Fibromyalgie Patient) ist psychisch krank.

Da es sich bei der Erkrankung um Fibromyalgie und nicht wie irrigerweise angenommen um eine psychische Erkrankung handelt, ist der Reha Aufenthalt als Urlaub zu sehen, jedoch durch die Reha bzw. ihren Ärzten verursachten Streß, Druck und vor allem Schmerzen wird im Anschluß eine Erholungsphase unumgänglich sein.

So bald man sich von diesen Strapazen erholt hat, sollte man einen Rentenantrag stellen, es muß jedoch innerhalb von 12 Monaten nach der Reha erfolgen (stand 2006).

Den Rentenantrag kann man selber z.B. auf dem Rathaus stellen, besser ist es jedoch wenn ein Arzt / Dr. den Antrag stellt.

Selbstverständlich wird dieser Antrag abgelehnt
(Ausnahmen sollen vorkommen) und ein
Widerspruch muß erhoben werden.
In der Regel folgt hier nach ein Gutachten,
durch einen vom Rententräger beauftragten,
Psychologen. Danach wird der Widerspruch
abgelehnt, sodann ist die Klage vorm
Sozialgericht zu erheben.
Sollte man inzwischen arbeitslos sein, wo von
ich ausgehe, ist es besser von einem oder
mehreren Ärzten krankgeschrieben zu sein.
Auch der Amtsarzt der Agentur für Arbeit wird
ein Gutachten erstellen. Hierbei handelt es sich
meistens um einen Satz, daß das Gutachten
bzw. Rentenverfahren abzuwarten ist. Auch der
Fallmanager wird sein Unverständnis für
Kranke in Form von Belästigungen kund tun.
Als bald kommt die Mitteilung vom
Sozialgericht, daß im Rahmen der
Beweiserhebung ein Gutachten von einem
Psychologen notwendig ist und teilt auch gleich
mit welcher vom Gericht beauftragt wurde. Eine
nicht vorhandene Krankheit zu begutachten,
kann nur daneben gehen. Als Reaktion darauf
darf man dem Sozialgericht einen eigenen
Gutachter
benennen, der dann vom Sozialgericht
beauftragt wird. Hierbei wird es sich wohl um
einen Rheumatologe / Orthopäden handeln,

40

aber egal welcher Gutachter auch begutachtet, er kann keine Symptome finden, (weswegen ein Fibromyalgiekranker Mensch ja auch den Leidensweg beschreiten muß) des weiteren ist zu erwarten das geklagte Schmerzen so wie Bewegungseinschränkungen des Probanden ignoriert werden. Da ein Gutachter immer von allen Sozialeinrichtungen anerkannt sein muß (er lebt davon) wird das Gutachten unter anderem Aussagen, daß eine Restarbeitszeit von 3 bis 6 Stunden möglich ist.

Auch hier soll es andere Ergebnisse geben. Letztendlich kann nur eine Leistungsbeurteilung (Leistungsprofil) Aufschluß über die bestehende Erwerbsunfähigkeit geben.

Mit einem guten Rechtsanwalt und etwas Glück veranlaßt das Sozialgericht ein Gutachten, bei dem alle Erkrankungen in einem Topf geworfen werden.

Was das Sozialgericht allerdings nicht machen wird, statt dessen wird ein weiters psychologisches Gutachten vom Sozialgericht (Richter) angefordert.

Auf jedenfall sollte man sich auf jedes Gutachten gut vorbereiten, das heißt unter anderem:

- Lebenslauf schreiben
- Gesundheitliche Einschränkungen / Beschwerden aufschreiben

- Anamnese aufschreiben (Vegetative & Biologische, auch Erkrankungen der Verwandten)
- Stationäre Krankenhausbehandlungen / Heilkuren (Zeitdauer / Jahr / Erläuterungen)
- Befunde / Diagnosen / Erkrankungen / Behandlungen aufschreiben
- Befunde sammeln, sortieren und abheften
- Medikamente schriftlich auflisten
- Unfälle auflisten
- Beruflicher Werdegang auflisten
- Beschäftigungsverhältnisse auflisten
- Qualifikationen (Weiterbildung, Zertifikate, Lizenzen) auflisten
- Frage beantworten warum Erwerbsunfähig?
- Letztes Schreiben / Brief vom Gericht / Rechtsanwalt mitnehmen
- Ratschläge bei behandelnden Ärzte einholen

Jedes Gutachten muß widerlegt werden und der Kampf um die Rente fortgeführt werden, bis zum bitteren Ende.

Tatsache ist jedoch, das Frauen und ältere Menschen erheblich leichter die Rente bewilligt bekommen.

Achtung: Die Leistungsbeurteilung bzw. das Leistungsprofil, wird nur für einen Beruf / Tätigkeit ermittelbar sein, auch Schmerzen oder Beschwerden des Probanden werden hier nicht sichtbar.

Es sei dem Fibromyalgiekranken angeraten jedes Wehwehchen übertrieben aber glaubhaft zur Schau zu stellen und auf peinliche Dokumentation dieser zu achten. Vor allem ist es wichtig sich zu nichts zwingen zu lassen und seine Rechte zu kennen und durchzusetzen. Ob eine Leistungsbeurteilung vom Sozialgericht angeordnet wird oder ob man diese einklagen kann, bleibt abzuwarten. Sicher ist jedoch, daß der Ausgang des Rentenverfahrens mit Erreichen der Rente einem Sechser mit Zusatzzahl im Lotto gleicht.

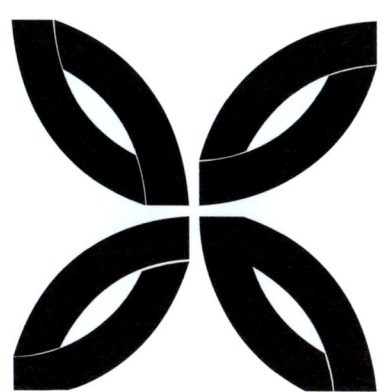

15. Der Befangenheitsantrag

Der Befangenheitsantrag kann durchaus eine hilfreiche Massnahme sein, allerdings ist kein Rechtsanwalt verpflichtet dies seinem Klienten zu sagen und viele sagen es auch nicht. Befangenheitsantrag kann nicht nur gegen den Richter gestellt werden, sondern auch gegen Gutachter / Gutachterinnen, allerdings sind auch hierbei Fristen einzuhalten.

✱✱✱ Nach § 118 Abs. 1 Satz 1 Sozialgerichtsgesetz (SGG) i. V. m. § 406 Abs. 1 Zivilprozessordnung (ZPO) kann ein gerichtlich bestellter Sachverständiger aus denselben Gründen, die zur Ablehnung eines Richters berechtigen, insbesondere wegen Besorgnis der Befangenheit (§ 42 Abs. 1 und 2 ZPO) abgelehnt werden.
Der Ablehnungsantrag ist nach § 406 Abs. 2 Satz 1 ZPO vor Vernehmung des Sachverständigen zu stellen, spätestens jedoch zwei Wochen nach Verkündung oder Zustellung des Beschlusses über seine Ernennung.
Eine spätere Ablehnung ist nach § 406 Abs. 2 Satz 2 ZPO nur zulässig, wenn der Antragsteller glaubhaft macht, dass er ohne

44

sein Verschulden verhindert war, den Ablehnungsgrund früher geltend zu machen. Eine spätere Ablehnung nach § 406 Abs. 2 Satz 2 ZPO kommt insbesondere in Betracht, wenn der Grund für die Ablehnung im schriftlichen Gutachten liegt (LSG Berlin - Brandenburg, Beschluss vom 14.12.2005, L 1 B 1051 / 05 SF ; Meyer - Ladewig, in: ders. / Keller / Leitherer, SGG, 8. Auflage 2005, § 118 Rdnr. 12m). In diesem Fall ist der Antrag ohne schuldhaftes Zögern, das heisst innerhalb einer den Umständen des Einzelfalles angemessenen Prüfungs- bzw. Überlegungsfrist zu stellen, die jedoch nicht länger als ein Monat ist (Meyer - Ladewig, a.a.O., m.w.N.). ✳✳✳

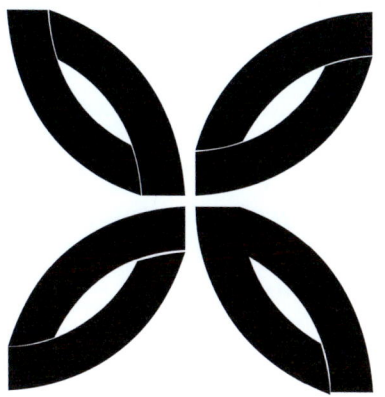

16. Rechtsanwalt ohne Motivation

Leider stellt man zu spät fest, dass der Rechtsanwalt sein Geld bekommen hat und die Interessen des Klienten nicht weiter vertritt, sondern nur noch das Ende des Rentenverfahren herbei führen will.
In diesem Fall ist der Helfer zum Henker geworden.
Was kann man nun noch tun?
Es muss nachgewiesen werden, dass der Rechtsanwalt nicht im Interesse des Klienten handelt.
Am besten ist, wenn dieses an Briefen vom Anwalt (Korrespondenz) zu erkennen ist, ansonsten bleibt nur noch Gespräche mit dem Rechtsanwalt aufzunehmen, in denen das nicht vertreten der Interessen offenbart wird.
Gespräche mit der Rechtsschutzversicherung bezüglich des Wechsels, des Rechtsanwaltes bleiben in der Regel ohne Erfolg. Ausnahmen bestätigen die Regel.

Daher am besten direkt mit den Beweisen
einen neuen Rechtsanwalt aufsuchen und um
Hilfe bitten.
Wenn die Beweise aussagekräftig genug sind,
wird der neue Rechtsanwalt einen
Rechtsanwalt Wechsel möglich machen. Der
neue Rechtsanwalt klärt auch die Bezahlung
des neuen Rechtsanwaltes mit der
Rechtsschutzversicherung ab, bzw. beantragt
Armenrecht.
Sollte dieser Weg versperrt sein, gibt es nur
noch zwei Möglichkeiten, entweder man zahlt
den neuen Rechtsanwalt aus eigener Tasche,
soviel Geld haben in dieser Situation nur
sehr wenige, oder man wartet zwangsläufig das
Ende der ersten Verhandlung ab.
Wenn man nun gegen ein etwaiges Urteil in
Berufung geht, hat man das Recht einen neuen
Rechtsanwalt zu wählen.
Die anfallenden Kosten werden nun wieder von
der Rechtsschutzversicherung übernommen.
Auf jedenfall immer einen Fachanwalt wählen!
Ruhig mit Dr. Titel, dieser zeugt von einer Art
Qualifikation, der Dr. Titel, ist aber kein Garant
für Qualitatives und zufriedenstellendes
Arbeiten des Rechtsanwaltes.

17. Gutachten nach §106 SGG oder nach §109 SGG

Das Sozialgericht urteilt nach Gutachten und dabei ist egal ob das Gutachten brauchbar oder unbrauchbar ist, aber das ist Absicht.

Es gehört zum Schema F, das in erster Instanz eine Klage abgewiesen wird, egal ob Rente oder ob es sich um eine Klage in Verbindung mit Hartz 4 handelt.

Da sich das Sozialgericht nun einmal auf Gutachten stützt, lässt es auch so viele wie, für das Sozialgericht, notwendig meistens von Psychologen erstellen.

Von Psychologen deshalb, weil das Sozialgericht nichts von Fibromyalgie wissen will, der psychologische Gutachter lässt die Fibromyalgie ausser acht und körperliche Erkrankungen einfach weg, somit tritt eine neue Diagnose in den Vordergrund mit der Bezeichnung " Anhaltende somatoforme Schmerzstörung (ICD 10: F 45.4)" natürlich heilbar und somit kein Grund für die Rente gegeben ist.

Natürlich muss dieses Gutachten mit medizinischen Befunden widerlegt werden, das

wird das Sozialgericht zwar ignorieren, stellt aber einen Verfahrensfehler da.
Verfahrensfehler sind wichtig um Revision beim Landessozialgericht zu beantragen.
Also wie bereits erörtert dreht sich alles um Gutachten, in diesem Zusammenhang gibt's nun den § 106 SGG und den § 109 SGG (SGG = Sozialgerichtsgesetz), was heisst das ?
✳✳✳
In der Fassung des Gesetzes zur Änderung des Sozialgesetzbuches und anderer Gesetze vom 24. Juli 2003 (BGBl. I Bl. 1526)
§ 106 SGG

[Aufklärungspflicht des Vorsitzenden]

(1) Der Vorsitzende hat darauf hinzuwirken, daß Formfehler beseitigt, unklare Anträge erläutert, sachdienliche Anträge gestellt, ungenügende Angaben tatsächlicher Art ergänzt sowie alle für die Feststellung und Beurteilung des Sachverhalts wesentlichen Erklärungen abgegeben werden.

(2) Der Vorsitzende hat bereits vor der mündlichen Verhandlung alle Maßnahmen zu treffen, die notwendig sind, um den Rechtsstreit möglichst in einer mündlichen Verhandlung zu erledigen.

(3) Zu diesem Zweck kann er insbesondere

1.	um Mitteilung von Urkunden ersuchen,

2.	Krankenpapiere, Aufzeichnungen,
	Krankengeschichten, Sektion's und
	Untersuchungsbefunde sowie
Röntgenbilder beiziehen,

3.	Auskünfte jeder Art einholen,

4.	Zeugen und Sachverständige in
geeigneten Fällen vernehmen oder, auch
eidlich, durch den ersuchten Richter vernehmen
lassen,

5.	die Einnahmen des Augenscheins sowie
die Begutachtung durch Sachverständige
anordnen und ausführen,

6.	andere beiladen,

7.	einen Termin anberaumen, das persönliche
Erscheinen der Beteiligten hierzu anordnen und
den Sachverhalt mit diesen erörtern.

(4) Für die Beweisaufnahme gelten die §§ 116,
118 und 119 entsprechend.

§ 109 SGG

[Anhörung eines bestimmten Arztes]

(1) Auf Antrag des Versicherten, des Behinderten, den Versorgungsberechtigten oder Hinterbliebenen muß ein bestimmter Arzt gutachtlich gehört werden. Die Anhörung kann davon abhängig gemacht werden, daß der Antragsteller die Kosten vorschießt und vorbehaltlich einer anderen Entscheidung des Gerichts endgültig trägt.

(2) Das Gericht kann einen Antrag ablehnen, wenn durch die Zulassung die Erledigung des Rechtsstreits verzögert werden würde und der Antrag nach der freien Überzeugung des Gerichts in der Absicht, das Verfahren zu verschleppen, oder aus grober Nachlässigkeit nicht früher vorgebracht worden ist.

— — — — — — — — — — — — — -

§ 116 SGG

[Teilnahme an Beweisterminen]

Die Beteiligten werden von allen Beweisaufnahmeterminen benachrichtigt und können der Beweisaufnahme beiwohnen. Sie können an Zeugen und Sachverständige sachdienliche Fragen richten lassen. Wird eine Frage beanstandet, so entscheidet das Gericht.

---

§ 118 SGG

[Durchführung von Beweisaufnahme]

(1) Soweit dieses Gesetz nichts anderes bestimmt, sind auf die Beweisaufnahme die §§ 358 bis 363, 365 bis 378, 380 bis 386, 387 Abs. 1 und 2, §§ 388 bis 390, 392 bis 444, 478 bis 484 der Zivilprozeßordnung entsprechend anzuwenden. Die Entscheidung über die Rechtmäßigkeit der Weigerung nach § 387 der Zivilprozeßordnung ergeht durch Beschluß.

(2) Zeugen und Sachverständige werden nur beeidigt, wenn das Gericht dies im Hinblick auf die Bedeutung des Zeugnisses oder Gutachtens für die Entscheidung des Rechtsstreits für notwendig erachtet.

(3) Der Vorsitzende kann das Auftreten eines Prozeßbevollmächtigten untersagen, solange die Partei trotz Anordnung ihres persönlichen Erscheinens unbegründet ausgeblieben ist und hierdurch der Zweck der Anordnung vereitelt wird.

§ 119 SGG

[Vorlage- und Auskunftspflicht von Behörden]

(1) Eine Behörde ist zur Vorlage von Urkunden oder Akten und zu Auskünften nicht verpflichtet, wenn die zuständige oberste Aufsichtsbehörde erklärt, daß das Bekanntwerden des Inhalts dieser Urkunden, Akten oder Auskünfte dem Wohl des Bundes oder eines deutschen Landes nachteilig sein würde oder daß die Vorgänge nach einem Gesetz oder ihrem Wesen nach geheimgehalten werden müssen.

(2) Handelt es sich um Urkunden oder Akten und um Auskünfte einer obersten Bundesbehörde, so darf die Vorlage der Urkunden oder Akten und die Erteilung der Auskunft nur unterbleiben, wenn die Erklärung nach Absatz 1 von der Bundesregierung abgegeben wird. Die Landesregierung hat die Erklärung abzugeben, wenn diese Voraussetzungen bei einer obersten Landesbehörde vorliegen.

✱ ✱ ✱

Ein Gutachten nach §106SGG, kann der Rechtsanwalt beim Gericht, unter Nennung eines Gutachters, beantragen. Dabei wird in der Regel der selbst vorgeschlagene Gutachter, gerichtlich beauftragt, dass heisst es ist trotzdem ein Gutachter des Gerichts!

Ein Gutachten nach §109SGG wird aus eigener Tasche (eigenes Portemonnaie) bezahlt. Wer eine Rechtsschutzversicherung hat, kann dort die Übernahme der Kosten geltend machen. Von vornherein sollte ein Gutachten nach §109SGG erstellt werden und dem Sozialgericht vorgelegt werden.

Noch mal, beim Gutachten nach §109SGG, wird der Gutachter selber gesucht und beauftragt. Es handelt sich hierbei um einen eigenen Gutachter.

Zu diesem Zweck sollte man sich mit seinem Rechtsanwalt absprechen und dessen Aussage / Beratung bei seiner Rechtsschutzversicherung hinter fragen.

18. Vor Gericht

Nur ganz abgebrühte werden vor Gericht, nicht
nervös, alle anderen schon.
Wie sieht so ein Gerichtssaal aus?
Zum Beispiel so (siehe Skizze).

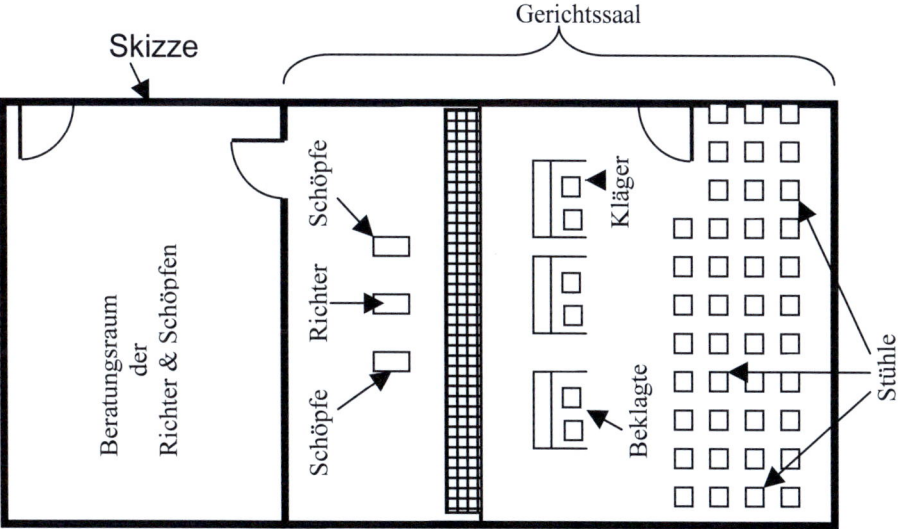

Wenn alle Beteiligten im Gerichtssaal Platz
genommen haben, werden die Schöpfen
gebrieft. Allerdings so, dass die Klage
abgewiesen werden kann und abgewiesen
wird.

Gutachten werden nur fetzenhaft wiedergegeben und Erkrankungen verschwiegen.
An dieser Stelle zeigt sich, was der Rechtsanwalt wert ist, ein guter Rechtsanwalt klärt die Schöpfen über den wahren Sachverhalt auf und verteidigt die Interessen seines Klienten vor Gericht.
Leider ist dies die Ausnahme.
Wer krank ist, kann sich vor Gericht / Sozialgericht nicht selber verteidigen, daher ist dieser Mensch um so mehr auf die Hilfe seines Rechtsanwaltes angewiesen.
Jedoch wird die Hilflosigkeit eines Kranken bzw. Behinderten Menschen vor Gericht ausgenutzt und der eigene Rechtsanwalt schaut in der Regel nur zu, denn er wird ja nicht nach Leistung bezahlt sondern nach Streitwert.
Auch hier bestätigen Ausnahmen die Regel!
Am besten hat man seinen Ehepartner / Ehepartnerin oder einen anderen verlässlichen Menschen im Gerichtssaal dabei, der falls nötig, den wahren Sachverhalt darlegen kann.
Es ist wahrscheinlich, dass die Klage abgewiesen wird, deshalb sei erwähnt, dass im Falle der Revision ein neuer Rechtsanwalt beauftragt werden darf. Am besten spricht man vorher mit seiner Rechtsschutzversicherung, diese können auch Rechtsanwälte empfehlen.

19. Wie reagiert die Familie?

Wer von der Familie nicht in einem Haushalt mit dem Fibromyalgieerkrankten
lebt, nimmt die Erkrankung zur Kenntnis aber interessiert sich nicht weiter
dafür, viele vergessen es auch einfach wieder.
Ebenso die Familienangehörigen, die zwar mit dem Fibromyalgieerkrankten
in einem Haushalt leben, aber ansonsten keine weiteren Berührungspunkte mit
dem Fibromyalgieerkrankten, haben.
Allerdings wer selber an irgend etwas leidet fragt gezielt nach, ansonsten besteht aber kein Interesse.
Nur die Lebenspartner bilden hier eine Ausnahme, diese sind von Anfang an,
an ihrem, an Fibromyalgieerkrankten, Lebens - partner und dessen Krankheit interessiert.
Sie helfen und unterstützen den Erkrankten so gut und so lange sie können.
Leider stellt dies eine unheimliche Belastung für jeden Lebenspartner und natürlich auch für den Rest der Familie da. Schnell wird die Belastung für alle Beteiligten zu viel, spätestens jetzt ist eine ausgeklügelte Logistik notwendig, um den Alltag mit dem Fibromyalgieerkrankten zusammen zu managen.

Bei den Familien, bei denen es keine
ausgeklügelte Logistik gibt, kommt es früher
oder später zur Zerschlagung der Familie
(Scheidung).
Und auch die Tatsache, daß der
Fibromyalgieerkrankte, immer um Hilfe bitten
muß trägt nicht zur Familienharmonie bei.

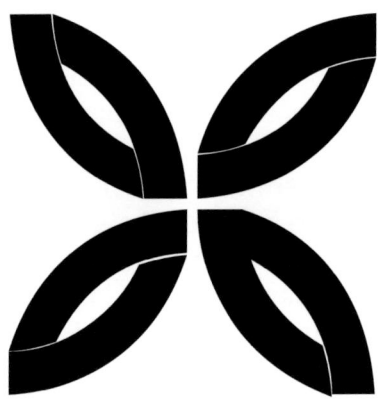

20. Wie kann die Fibromyalgie geheilt / behandelt werden?

Wie kann die Fibromyalgie geheilt werden?
Bei der Fibromyalgie handelt es sich um eine chronische Erkrankung und
chronische bedeutet unheilbar.
Wie kann die Fibromyalgie behandelt werden?
Da die Fibromyalgie chronisch und somit unheilbar, ist die Fibromyalgie
auch nicht behandelbar.
Aber, die Syntome / Schmerzen und daraus resultierende Behinderungen sind
behandelbar, um die Schmerzen zu lindern, die Behinderungen zu minimieren
und um die restliche Lebensqualität zu steigern.
Unter anderem kann dies durch folgende Behandlungen / Therapien erreicht
werden.

Behandlungen / Therapien:
Krankengymnastik
Ergotherapie (Hands - On)
Massage
Lichtdusche
Infrarot Bestrahlung (Liege & Kabine)

Medikamentös
Entspannungsverfahren (Progressive
Muskelrelaxation)
Akupunktur
Psychotherapie (einzeln)
feuchte Wärme
Transkutane Nervenstimulation (TENS)
Wassergymnastik
Psychotherapie (Gruppentherapie)
Verhaltenstherapeutische Einzelsitzung
Iontophorese
therapeutische Einzelgespräche
Craniosacrale Therapie
Inhalation
Bewegungsbad
Walking
Wirbelsäulenstabilisation (Bewegung / Sport)
Körperwahrnehmung
Ergotherapie (Ind – spez. Funkt. Training)
Gestaltungstherapie

Die aufgelisteten Behandlungen und Therapien
sind kein Garant für :
Wohlbefinden, Schmerzlinderung, Minimierung
der Behinderungen und somit
gesteigerte Lebensqualität, allerdings kann das
eine oder andere dazu
beitragen.

60

Jeder Fibromyalgieerkrankte muß für sich
selber herausfinden, was ihm hilft
und Linderung der Schmerzen bringt.
Vorsicht mit Operationen, diese sind fast immer
ohne Erfolg!

21. Wo kommt Fibromyalgie her?

Wo kommt Fibromyalgie her?
Diese Frage wurde noch nicht beantwortet und
auch ich kann diese Frage
nicht beantworten.
Meiner Meinung nach handelt es sich bei der
Fibromyalgie um eine Stoffwechselstörung der
Muskulatur und / oder der übrigen Weichteile.
Hervorgerufen durch Vererbung und verstärkt
durch die ganzen chemischen
Lebensmittelzusätze, Streß, Wechselschicht,
Mobbing, Bossing und Ärger.

22.   Ist Fibromyalgie vererblich?

Bis jetzt liegt keine brauchbare Studie vor, aber da Fibromyalgie häufig
bei mehreren Generationen in einer Familie vorkommt, kann davon ausgegangen werden, daß Fibromyalgie wohl auch mit den Genen weiter gegeben wird.
Wobei sie auch nicht bei jedem ausbrechen muß.

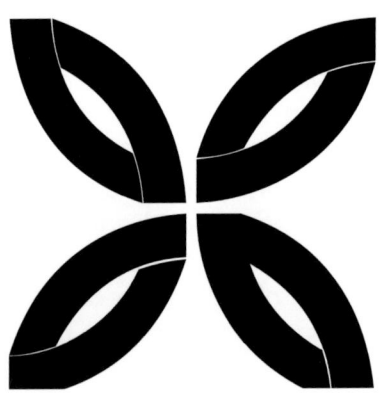

23. Schlußwort

Fibromyalgie ist eine brutale Krankheit, sie tötet nicht, sie foltert, bis ans Lebensende.
Durch den aussichtslos wirkenden Kampf gegen das System, um Rente, Lebensqualität und Anerkennung kommt das Lebensende mit immer größeren Schritten auf einen zu.
Wer zusammenbricht wirft sich ihm entgegen (Suizid) und das System hat wieder gewonnen.
Aber mit ein bißchen Bescheidenheit, kann man ganz gut mit Hartz4 leben
und wenn nicht reicht es hoffentlich zum Überleben.

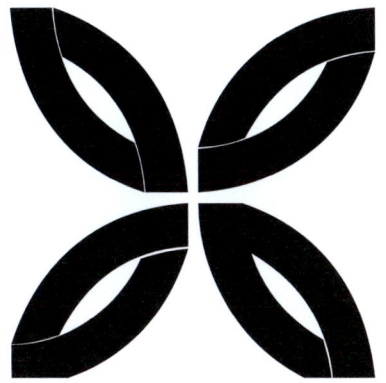

Notizen